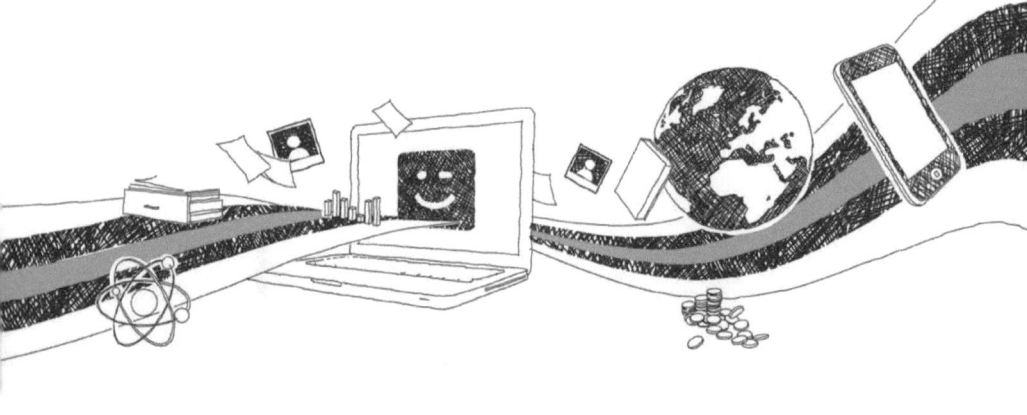
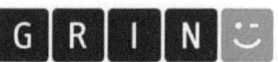

Bibliografische Information der Deutschen Nationalbibliothek:

Die Deutsche Bibliothek verzeichnet diese Publikation in der Deutschen National-
bibliografie; detaillierte bibliografische Daten sind im Internet über http://dnb.d-
nb.de/ abrufbar.

Impressum:

Copyright © 2019 GRIN Verlag
Druck und Bindung: Books on Demand GmbH, Norderstedt Germany
ISBN: 9783668977723

Dieses Buch bei GRIN:

https://www.grin.com/document/489903

Christoph Kuhl

Marktbeschreibung und Marketingplanung eines Gesundheitsstudios

GRIN Verlag

GRIN - Your knowledge has value

Der GRIN Verlag publiziert seit 1998 wissenschaftliche Arbeiten von Studenten, Hochschullehrern und anderen Akademikern als eBook und gedrucktes Buch. Die Verlagswebsite www.grin.com ist die ideale Plattform zur Veröffentlichung von Hausarbeiten, Abschlussarbeiten, wissenschaftlichen Aufsätzen, Dissertationen und Fachbüchern.

Besuchen Sie uns im Internet:

http://www.grin.com/

http://www.facebook.com/grincom

http://www.twitter.com/grin_com

Deutsche Hochschule für
Prävention und Gesundheitsmanagement
Hermann Neuberger Sportschule 3
66123 Saarbrücken

Hausarbeit (kollektive Prüfungsleistung)

Name, Vorname	Kuhl, Christoph
Modul	Marketing 1
Studiengang	Fitnessökonomie
Datum Präsenzphase	15.4.19 – 17.4.19
Studienort	Berlin
Gruppe bzw. zu bearbeitende Stadt	Stuttgart
Unternehmenstyp	Gesundheitsstudio

Inhaltsverzeichnis

1 Marktbeschreibung / analyse

1.1 Allgemeine Informationen über den Unternehmenstyp

Die gewählte Studioform des Gesundheitsstudios spricht eine große Zielgruppe an. Als Hauptzielgruppe des Unternehmens lassen sich Männer und Frauen in einem Alter zwischen 30 und 80 Jahren definieren, welche fitter für den Alltag werden wollen, ihre Schmerzen lindern möchten, oder ihren allgemeinen gesundheitlichen Zustand verbessern wollen. Des weiteren werden besonders Bürger der mittleren und gehobenen Einkommensklassen angesprochen.

Das Gesundheitsstudio hebt sich von anderen Anbietern ab, da dieses Studio seinen Kunden nicht nur qualitative Betreuung durch Physiotherapeuten und Sportwissenschaftlern bietet, sondern auch durch seine Ausstattung an Geräten und Kursen einen deutlichen Mehrwert für seine Kunden schafft. In diesem Studio steht die Bindung der Kunden durch eine familiäre Atmosphäre im Mittelpunkt. Somit wird das Training zu einem Treffpunkt für viele gesundheitsorientierte, sportbegeisterte Menschen in Stuttgart. All diese Merkmale tragen zu einer richtigen Positionierung bei, welche es ermöglicht die gewünschte Zielgruppe anzusprechen.

Tab. 1 Produkt-, Preis- und Distributionspolitik

Produkt	Distribution
Zirkeltraining im Technogym Biocircuit - Biokinematisches, ChipkartengesteuertesTraining in Zirkelform	Direkter Vertrieb im Studio, auf Messen, per Telefon, im Internet und in der Physiothrapie.
- Individuell einstellbares Training für eine deutliche Verbesserung der Alltagsbelastungen	Indirekter Vertrieb über Kooperationen mit Ärzten, Krankenkassen in Form von Präventionskursen und Firmen über Hansefit Firmenfitness.
Gruppen-Training und Kurse - Rücken Fitness	Direkter Vertrieb im Studio, auf Messen, per Telefon, im Internet und in der Physiothrapie.
- CTC Yoga - Funktionstraining nach §44SGB IX - Rehasport nach §43 SGB V -Hot Iron System - Cyber Moves - Langhanteltraining - Präventionskurs nach §20	Indirekter Vertrieb über Kooperationen mit Ärzten und Krankenkassen.
Physiotherapie - Krankengymnastik	Direkter Vertrieb im Studio, auf Messen, per Telefon und im Internet.

- Krankengymnastik am Gerät - Manuelle Lymphdrainage - Manuelle Therapie - Ostheopathie - Heilpraktiker - Wärmetherapie - Massagetherapie	Indirekter Vertrieb über Kooperationen mit Ärzten und Krankenkassen.

Die beschriebenen Produkte bedienen den 1. und den 2. Gesundheitsmarkt (Dr. med Lothar Krimmel, 2001). Das Konzept des Studios bezieht sich darauf, Menschen vom 1. Gesundheitsmarkt über gezielte Ansprachen in den Kursen und Behandlungen durch Physiotherapeuten und Kursleiter in den 2. Gesundheitsmarkt zu begleiten.

1.2 Lage und Standort des Unternehmens

Geplant ist eine Eröffnung des Studios an der Stauffenbergstraße 1, 70173 Stuttgart. Der gewählte Standort liegt in einem Gebiet, in dem viele Menschen auf Grund von zahlreichen Restaurants, Einkaufsmöglichkeiten und Kinos ihre Freizeit verbringen. Die U-Bahn Station „Schlossplatz" liegt ca. 300 Meter vom Studio entfernt. Des weiteren befindet sich die Tiefgarage „Tiefgarage Königsbau Passagen" in direktem Umfeld des Studios. Der Schlossplatz ist für viele Stuttgarter ein beliebter Aufenthalts und Treff-punkt.

1.3 Bestimmung von zwei Marktgebieten

Abbildung 1 zeigt die Marktgebiete 1 und 2 des gewählten Standortes. Marktgebiet 1 (grün) zeigt auf, welche Strecke innerhalb von 5 Minuten zum Studio erreichbar ist (Zeit-Distanz Methode). Marktgebiet 2 (rot) wurde nach den selben Kriterien gemessen und umfasst eine Zeit-Distanz von 12 Minuten. Dadurch ist es möglich, zu erfassen, wie viele Einwohner im bedientem Umfeld des Studios liegen und somit ein Marktpotenzial zu ermitteln.

Abbildung 1, Marktgebiet 1 und 2 in Abhängigkeit vom Standort (modifiziert nach Openrouterservice, 2019)

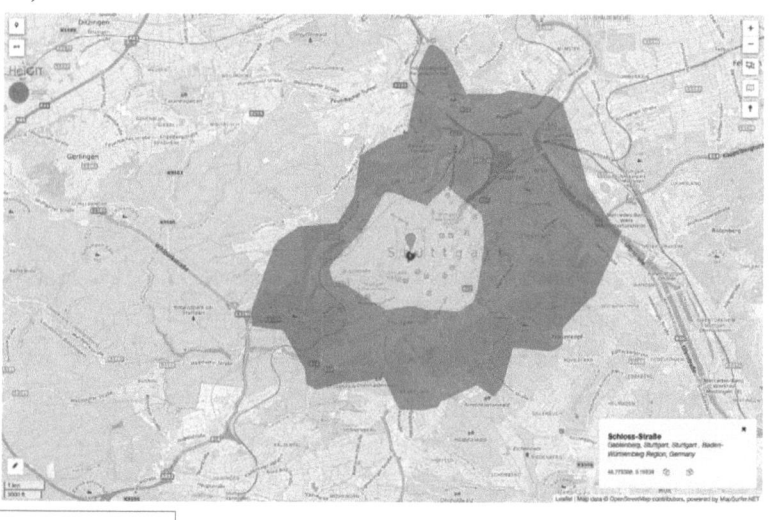

Legende:
Gelber Punkt: Woman Pur GmbH
Schwarzer Punkt: Jonny M

1.4 Makroumfeldanalyse und Abschätzung des Marktpotenzials

Tabelle 2 Einwohner im Marktgebiet (modifiziert nach Stuttgarter Einwohnerdaten 2015)

	Kaufkraftindex	Arbeitslosenquote	Altersverteilung
	112,5 (Lichtner,2017)	4 % (Stand April 2019, Bundesagentur für Arbeit, April 2019)	Bevölkerung gesamt: Unter 15: 15-64 Jahre: über 64 Jahre:
Stuttgart Mitte (Marktgebiet 1)		12,5	Bevölkerung gesamt: 22.548 Unter 15: 8,2 15-64 Jahre: 79,8 über 64 Jahre: 12
Stuttgart West (50% Marktebiet 1; 50% Marktgebiet 2)		7,7	Bevölkerung gesamt: 51.250 Unter 15: 10,5 15-64 Jahre: 74,7 über 64 Jahre: 14,8
Stuttgart Ost (25% Marktgebiet 1; 75& Marktgebiet 2)		11,2	Bevölkerung gesamt: 47.224 Unter 15: 11,9 15-64 Jahre: 71,1 über 64 Jahre: 17
Stuttgart Nord (Marktgebiet 2)		9,2	Bevölkerung gesamt: 25.618 Unter 15: 12,9 15-64 Jahre: 68,8

			über 64 Jahre: 18,4
Stuttgart Süd (50% Marktgebiet 1; 50% Marktgebiet 2)		9,2	Bevölkerung gesamt: 43.661 Unter 15: 11,6 15-64 Jahre: 73,8 über 64 Jahre: 14,6
Degerloch (Marktgebiet 2)		5,3	Bevölkerung gesamt: 16.351 Unter 15: 13 15-64 Jahre: 63,6 über 64 Jahre: 23,4

Der Statdteil „Bad Canstett" wird auf Grund von kaufmännischer Vorsicht nicht mit ins Marktpotenzial einberechnet. Dies liegt daran, dass viele der Einwohner, auf der gegen-überliegenden Neckar Seite gelegen, alle Möglichkeiten der Freizeitgestaltung auf der eigenen Seite suchen und der Neckar somit eine imaginäre Grenze für viele Einwohner darstellt.

Tabelle 3 Berechnung des Marktopotenzials

	Gesamtzahl Einwohner (Zielgruppe)	Fitnessmarktpotenzial
Marktgebiet 1	73.332	8.799
Marktgebiet 2	109.973 Faktor 70% = 76.981	9.237
Gesamtpotenzial	150.313	18.037

Insgesamt lässt sich sagen, dass Stuttgart eine Arbeitslosenquote aufweist, welche im Bundesdurchschnitt liegt. Die Kaufkraft der Stuttgarter ist überdurchschnittlich positiv zu bewerten. Dadurch ergeben sich gute Vorraussetzungen für das geplante Gesund-heitsstudio. Da die Zielgruppe klar benannt ist, wurden in der Berechnung der Marktpo-tenzials und des Fitnessmarkpotenzials alle Einwohner, die 14 Jahre alt oder jünger sind, nicht mit eingerechnet. Daraus ergibt sich ein Fitnessmarktpotenzial von 18.037 Mitgliedern.

1.5 Wettbewerbsanalyse

Tabelle 4 Analyse der Mitbewerber

Mitbewerber	Produkt	Stärken	Schwächen
Jonny M Königsstraße 32 70137 Stuttgart	- Kurse - Cardio - Freie Gewichte - Geräte Training - Körperfett Analyse	Dem Kunden wird zu Anfang die Möglichkeit geboten, eine monatliche Laufzeit zu wählen. Jonny M gibt es insgesamt fünf Mal in Stuttgart. Zwei davon sind allerdings reine Frauenstudios	Es werden lediglich 6 Kurse in der Woche angeboten, Zirkeltraining ist ebenfalls nicht möglich. Es findet keine Zusammenarbeit mit Krankenkassen in Form von Reha- oder Präventionskursen statt.
Woman Pur GmbH Kronenstraße 3 70137 Stuttgart	- Kurse - Zirkeltraining - Personal Training - Five Rücken und Gelenktraining - Power Plate - Sauna - Massage - Zen Meditation - Ernährungskurs - Kinderbetreuung - Bistro	Im Studio gibt es eine riesengroße Kursauswahl, bis zu 9 Kurse pro Tag Angebot spricht gezielt die ausgewählte Zielgruppe an und ist bedarfsgerecht für Frauen die Sport treiben wollen.	Angebot ist lediglich auf Frauen beschränkt. Männer können im Studio nicht trainieren. wegfallende Zumbapartys, etc. seit einem Inhaber-Wechsel sorgten für Unmut bei einigen Mitgliedern, welches sich im Internet durch negative Bewertungen ausdrückt.

Das Jonny M stellt besonders durch seine räumliche Nähe (etwa 400 Meter voneinander entfernt) einen Mitbewerber dar. Im Jonny M wird der Fokus jedoch auf ein Functional training und einen reichhaltigen Freihantelbereich gesetzt. Nachteilig ist, das lediglich 6 Kurse in der Woche von Montag bis Mittwoch stattfinden. Das Gesundheitsstudio hingegen bietet eine bessere individuelle Betreuung, ein größeres Leistungsspektrum und Kooperationen mit Krankenkassen an. Punkten kann Jonny M lediglich dadurch, dass es insgesamt 5 Standorte in Stuttgart gibt.

Als zweiter Mitbewerber ist das Woman Pur GmbH zu nennen. Dies überschneidet sich zum Teil mit der angebotenen Produktpolitik des Gesundheitsstudios. Auch hier wird ein Zirkeltraining angeboten. Des Weiteren gibt es eine Vielzahl an Kursen und Produkten, mit denen das Studio punkten kann. Woman Pur muss daher als ein starker Mitbewerber angesehen werden. Das Gesundheitsstudio kann dagegen dadurch glänzen, dass es sowohl für Frauen, wie auch für Männer Training anbietet. Die Zielgruppe der Männer wird durch den Mitbewerber garnicht bedient.

Somit punktet das Gesundheitsstudio durch attraktive Rabatte für Familien. Nach genauerer Recherche ergab sich, dass seit einem Inhaberwechsel vor einigen Jahren viele Highlights wegfielen, wie z.B. „Zumba Partys". Der bei einigen Mitgliedern entstandene Unmut bietet dem neuen Studio gute Ansätze, Mitglieder für sich zu gewinnen.

2 Marketingplanung

2.1 Budgetplanung

Ziel des Unternehmens ist es, nach einem Jahr einen Mitgliederbestand von 700 zu erfüllen. Bei vorher festgelegten 40€/Neukunde ist ein Jahresmarketingbudget von 28.000€ notwendig.

2.2 Kommunikationspolitik

Für eine erfolgreiche Eröffnung des Gesundheitsstudio wird 2 Monate vor der Eröffnung eine Vermarktungskampagne gestartet. Alle Instrumente, die in dieser Kampagne verwendet werden, dienen dem Zweck, die Bevölkerung auf das neue Studio aufmerksam zu machen und möglichst viele Mitglieder zu generieren. Das Studio soll am 01.09.2019 eröffnen

Tabelle 5 Instrumente der Kommunikationspolitik

Instrument	Inhalt	Zeitliche Organisation
Werbung	Direktwerbung Zeitungsinserate Flyer Außenwerbung am Studio Plakate	1.6.19: Gestaltung und Druck von Flyern und Plakaten. 1.7.19: Plakate werden angebracht und aufgestellt. 1.7.19 bis 15.9.19: Jedes Wochenende wird im Marktgebiet in Fußgängerzonen und Sammelplätzen über Informationsstände und Flyer aufs das Studio aufmerksam gemacht. 24.8.19: Inserate in lokalen Zeitschriften und Zeitungen.
Persönlicher Verkauf	Informationsstände im Marktgebiet 1	1.7.19 bis zur Eröffnung: Über Informationsstände im Marktgebiet 1 in Fußgängerzonen und großen Sammelplätzen werden Gewinnspiele veranstaltet und Mitgliedschaften abgeschlossen.
Online- und Social Media Marketing	Aktive Bewerbung des Studios auf einer eigenen Homepage, einer	1.6.19: Erstellung der eigenen Homepage und Social Media Kanäle.

Facebook-Seite und einem Instagram Account.	15.6.19 bis zur Eröffnung: Wöchentliche Updates übers Studio; 1.8.19: Gewinnspiele über Website und Social-Media Kanäle

Ziel der Vermarktungskampagne soll es sein, vor der Eröffnung einen Mitgliederbestand von 100 Mitgliedern zu erreichen. Um dies zu erreichen wird im Marktgebiet an gut sichtbaren und stark genutzten Orten durch Plakate und auf Leinwänden gezielt Werbung platziert, welche die Zielgruppe des Studios anspricht. Alle Plakate laufen unter dem Leitfaden „Therapie und Training" zusammen. Therapie und Training beschreibt ein chipkarten gesteuertes Training, bei dem die Einhaltung aller Trainingsparameter sichergestellt wird, um den größtmöglichen Trainingserfolg zu gewährleisten. Auf den Werbeplakaten wird unter anderem auf die Website hingewiesen. Dadurch sollen Neukunden auf der Website durch attraktive Eröffnungsangebote eine Mitgliedschaft abschließen, bzw. einen Termin zum Probetraining im Studio nach Eröffnung vereinbaren. Aus diesem Grund sollen die Plakate auch noch bis zu einer Woche nach der Eröffnung sichtbar bleiben.

Im Online- und Social Media Marketing soll vor Eröffnung des Studios über Facebook und Instagram v.a. die jüngeren Menschen angesprochen werden. Hier werden regelmäßig Updates übers Studio hochgeladen und auch attraktive Eröffnungsangebote präsentiert, welche auf der Homepage bestellt werden können. Gemäß der Altersstruktur und dem Surfverhalten von älteren Menschen sollen diese im Internet bevorzugt über die Website aufs Studio aufmerksam gemacht werden.

Durch persönliche Gespräche und Beratungen für die ausgemachte Zielgruppe soll im Marktgebiet über Informationsstände am Wochenende im Marktgebiet 1 über das Studio, das Konzept „Therapie und Training" aufgeklärt werden. Ziel hierbei ist es bis zur Eröffnung sowohl Mitgliedschaften, als auch Kontakte zu schaffen. Da diese Stände bis zur Eröffnung einen großen Teil des Absatzmarktes darstellen, ist es Ziel, 40% der Mitgliedschaften und 200 Kontakte zu generieren. Um auf die Stände aufmerksam zu machen, werden hier regelmäßige Gewinnspiele übers Studio veranstaltet. Dabei gibt es z.B. kostenlose Monate im Studio, Massagen, etc. zu gewinnen.

Zur Auswertung des Erfolges der Kampagne wird ein Monat nach Eröffnung überprüft, ob die ausgemachten Ziele erreicht wurden, wie hoch der Traffic auf der eigenen Website ist, und wie gut nach subjektivem Empfinden das Studio zur Eröffnung besucht war

2.3 Werbeplanung

Tabelle 6 Werbeplanung

Werbemittel	Werbeträger	Begründung der Auswahl
Außenwer-bung	Eigenes Studio Plakate Großflächenta-feln In U-Bahn Zügen	Innerhalb des Marktgebietes sollen nicht nur am eigenen Studio, sondern auch an Werbetafeln und über Plakate die in der Stadt aufgehangen werden Werbung gemacht werden. Das eigene Studio eignet sich besonders gut als Träger, da es sich an einem öffentlichen Platz befindet, und es keine Mietkosten verursacht, dort Werbung anzubringen. Zusätzlich soll durch zahlreiche Plakate überall im Marktgebiet auf das neue Studio aufmerksam gemacht werden.
Direktwerbung	Flyer Gewinnspielen	Über Informationsstände sollen zielgruppenorientiert Einwohner angesprochen werden und über das neue Studio informiert werden. Durch den persönliche Ansprachen entsteht ein besserer Kontakt zur Zielgruppe. Durch die Informationsstände sollen außerdem Flyer verteilt werden und Gewinnspiele stattfinden, welche auf das Studio bezogen sind. Ziel ist es hierbei auch, Kunden über kostenlose Massagen, etc. in das Studio zu bringen und durch die behandelnden Physiotherapeuten diese auch auf an Trainingsfläche zu heranzuführen.
Inserate in Zeitungen und Prospekten	Tageszeitungen Wochenprospekten	Durch Inserate in Tageszeitungen und Prospekten werden viele Kunden im Marktgebiet erreicht. Außerdem haben Inserate eine sehr hohe Akzeptanz bei vielen Einwohnern. Die Inserate werden eine Woche vor Eröffnung in der Zeitung veröffentlicht. Somit ist der zeitliche Abstand bis zur Eröffnung nicht zu groß, so dass die Annonce nicht in Vergessenheit gerät und andererseits genügend Vorlauf bietet, um einen Besuch zeitlich einzuplanen.

2.4 Kostenkalkulation / Budgetvergleich bei der Werbplanung

Tabelle 7 Kostenkalkulation der Kampagne

Maßnahme	Kosten
Gestaltung und Entwurf der Flyer	Selbständige Arbeit
Flyer (10.000 Stück, farbig, Din A5, 250g.)	156,15€ (Flyeralarm 2019)
Plakate (20 Stück, farbig, Din A3, 235 g.)	84,10€ (Flyeralarm 2019)
Miete „Glanzsäule" Karlsplatz/Dorotheenstraße 70173 Stuttgart	1239€ (30.7.19 – 9.9.19) nach Jost von Brandis 2019
Miete Großfläche Huberstr. 2/PH Friedrichsbau/Einfahrt 70174 Stuttgart	743,40 € 30.7.19 – 9.9.18 (Crossvertise 2019)
Zeitungsinserate in „Stuttgart Plus", „Innenstadt+Neckar Blick Ztg.", „Filder Zeitung", „Gesamt/Blick vom Fehrnsehturm", „Nordrundschau gesamt", „Fellbacher Zeitung". (Kombi); Veröffentlichung am 23.08.19 und am 30.08.19	2546,40€ gesamt. (Crossvertise 2019)
Erstellung einer profesionellen Website	1900€
Gesamtkosten	6668,65€

Hauptkriterien für die Auswahl der Werbemittel sind insbesondere die hohe Präsenz innerhalb des Marktgebietes. Die gute Akzeptanz von Flyern und Werbetafeln innerhalb der Bevölkerung, sowie die niedrigen Stückkosten sind zusätzliche Faktoren. Als Werbebudget stehen dem Studio 5600€ zur Verfügung. Mit geplanten Kosten von 6.668,65€ liegt man über dem Werbebudget. Optimierungsmöglichkeiten hierbei wären beide Großflächen zeitversetzt voneinander zu mieten oder die Gestaltung der Website nicht zu kaufen, sondern den Service der „Websitepflege" über einen längeren Zeitraum zu mieten. Somit könnte man 1900€ einsparen. Die Kosten einer Miete für eine Website liegen nach Anfrage an App Agentur Karlsruhe bei 29 € im Monat

2.5 Synergieeffekte im Rahmen der Kommunikationspolitik

Um Kosten zu sparen, werden Printwerbungen, wie Flyer und Plakate gebündelt für alle Studios gedruckt. Des weiteren wird in jedem Studio auf die Tochterstudios hingewiesen. Somit können Kooperationen zum beidseitigen Nutzen entstehen. Hierzu eignen sich Plakate und Flyer. Auf der Homepage des jeweiligen Unternehmen werden Reiter bereitgestellt, welche den Kunden zu den weiteren Studios der Unternehmensgruppe weiterleiten. Dies soll auch auf den Social-Media Kanälen der jeweiligen Studios umgesetzt werden. Durch eine sinnvolle und in allen Studios gleichermaßen umgesetzte Kooperation können Kontakte sinnvoll in einem für sie angemessenem Studio trainieren. Dadurch gehen dem gesamten Unternehmen weniger Personen verloren, die auf Grund von unzureichendem Angebot in ihrem Studio ansonsten zur Konkurrenz wechseln würden.

3 Abschlussstatement

Insgesamt lässt sich sagen, dass es durchaus rentabel ist, ein Gesundheitsstudio in Stuttgart zu eröffnen. Im nahen Umfeld des Studios gibt es keine Einrichtung, die einer gesundheitsorientierten Sporteinrichtung mit Betreuung von Physiotherapeuten, Ärzten und Sportwissenschaftler Konkurrenz bieten kann. Das Makroumfeld der Stadt Stuttgart passt zu allen Anforderungen des Gesundheitsstudios, die es benötigt um ein Studio dieser Form zu eröffnen. Bei einem Fitnessmarktpotenzial von ca. 18.000 Einwohnern und einem Ziel von 700 Mitgliedern im ersten Jahr muss nur ein Teil der Bevölkerung mobilisiert werden, dem Gesundheitsstudio beizutreten. Das Premium Discounter Studio muss sich einer sehr starken Konkurrenz aussetzen. So bedienen sowohl das Studio „Elements", als auch das Studio „Powerhouse" eine sehr ähnliche Zielgruppe. Des Weiteren überschneidet sich die Produktpolitik des Studios sehr stark mit dem von Elements. Einzig das Personal Training ist als positives Merkmal zu vermerken. Bei einer Mindestanzahl von 1200 Mitgliedern nach einem Jahr und einer Fläche von 3500m² ist dies allerdings kaum zu erreichen. Da das Makroumfeld in Stuttgart jedoch für einer Eröffnung spricht, sollte nach einem anderen Standort geguckt werden, an denen die Konkurrenz mit selber Produktpolitik nicht so hoch ist. Auch das Vereinseigene Studio muss sich großer Konkurrenz aussetzen. Jedoch benötigt das Vereinseigene Fitnessstudio nach dem ersten Geschäftsjahr 450 Mitglieder. Dies sollte auf Grund des hohen Marktpotenzials kein großes Problem darstellen. Des stellt das Vereinseigene Studio der Unternehmensgruppe die einzige Möglichkeit dar, wenn Kinder ab 12 Jahren trainieren wollen. Somit macht eine Eröffnung durchaus Sinn. Das Discounter Studio der Unternehmensgruppe bietet keine Vorteile gegenüber der etablierten Konkurrenz. Des weiteren liegen Discounter Studio und Gesundheitsstudio sehr nahe beieinander. Eine Eröffnung beider Studios ist nicht zu empfehlen. Dem Discounter Studio fehlen trotz großem Marktpotenzial Vorteile in der Produktpolitik, welche dieses Studio von der Konkurrenz abheben würde.

Sehr vielversprechend gestaltet sich die Eröffnung eines EMS Studios. Dadurch dass hier zwei Mal in der Woche trainiert werden kann, bietet es einen ganz klaren Vorteil in der Effektivität des Trainings gegenüber der Konkurrenz von Body Street. Wichtig wird es jedoch sein, die Bevölkerung im Marktgebiet aufzuklären, wieso zwei Trainingseinheiten in der Woche effektiver sind und ans Ziel führen. Dies kann sowohl auf den Flyer, als auch im Probetraining angesprochen werden. Bei einem Gesamtmarktpotenzial von 17.605 Menschen und einer benötigten Mitgliederanzahl von 100 sollte die Erfüllung der Zielsetzung keine Probleme darstellen. Auch die Analyse des Makroumfeldes spricht auf Grund einer hohen Kaufkraft und einer niedrigen Arbeitslosenquote dafür, dass auch der hohe Mitgliedsbeitrag im Vergleich zu anderen Fitnessstudios kein Problem sein wird. Insgesamt bietet die Stadt Stuttgart einen idealen Standort für die Unternehmensgruppe. Das Gesundheitsstudio, das EMS Studio und das Vereinseigene Fitnessstudio können am gewählten Standort eröffnet werden. Beim Premium Studio sollte sich nach einem geeigneteren Standort mit weniger Konkurrenz umgesehen werden. Für eine erfolgreiche Eröffnung sollten jedoch alle Risikofaktoren noch genauer untersucht werden.

4   Literaturverzeichnis

Cornelia Lichtner, 2017 „Kaufkraft der Deutschen steigt 2018 um 2,8 Prozent, GfK
Geo- Marketing GmbH. Zugriff am 5.3.2019. Verfügbar unter
https://ww.gfkcom/fileadmin/user_upload/dyna_content/
DE/documents/Press_Releases/2017/20171212_PM_GfK_Kaufkraft_Deutsch
land-2018_dfin.pdf

Crossvertise. Zugriff am 03.05.2019. Verfügbar unter

https://market.crossvertise.com/de-de/lokalzeitungen-stuttgarter- zeitungstutt
gartert-/media/print/details/710166RatecardId=281157&BookingU
nitIds=814881&PrintFormatType=Variable&PageFormatCombined=-
%7C1&PrintBookType=1&Placement=0&Orientatiope=0&Bleed=False
sOver=False&ColumnCount1&AdHeight=120&Color=4&SelectedDa
tes=23.08.2019&SelectedDates=30.08.2019.

Flyeralarm. Zugriff am 04.05.2019. Verfügbar unter

https://www.flyeralarm.com/de/shop/option/index/id/75/quantity/7883961/s
hipping/1/customizedId#options

Flyeralarm. Zugriff am 04.05.2019. Verfügbar unter

https://www.flyeralarm.com/de/shop/option/index/id/5756/quantity/9248640
/shipping/1/customizedId#options

Krimmel, Dr. med. Lothar: Der Zweite Gesundheitsmarkt – Neue Strukturen für die
Medizin der Zukunft. In: Forum für Gesundheitspolitik, September 2001, S.
310ff.

Openrouterservice. Zugriff am 04.05.2019. Verfügbar unter

https://maps.openrouteservice.org/reachn1=48.776046&n2=9.18469
9&n3=14&a=48.77647,9.177275&b=0&i=0&j1=12&j2=5&j3=1&k1=en-
US&k2=km

Stuttgarter Einwohnerdaten. (2015). Zugriff am 05.05.2019. Verfügbar unter
https://servicex.stuttgart.de/lhsservices/komunis/documents/
10661_1_Faltblatt_Stuttgarter_Einwohnerdaten_Ausgabe_2015.PDF

Van Brandis, Jost. Zugriff am 03.05.2019. Verfügbar unter
https://market.crossvertise.com/de-de/mycrossvertise/shoppingcart/activecart

5 Abbildungs- und Tabellenverzeichnis

5.1 Tabellenverzeichnis

5.2 Abbildungsverzeichnis

BEI GRIN MACHT SICH IHR WISSEN BEZAHLT

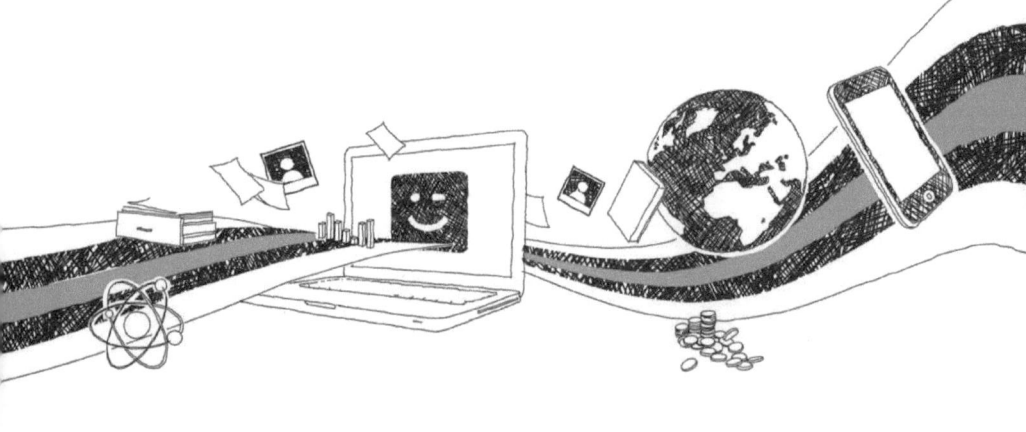

- Wir veröffentlichen Ihre Hausarbeit,
  Bachelor- und Masterarbeit

- Ihr eigenes eBook und Buch -
  weltweit in allen wichtigen Shops

- Verdienen Sie an jedem Verkauf

Jetzt bei www.GRIN.com hochladen und kostenlos publizieren

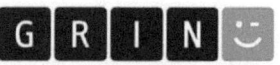